AF227040

SIX CAS

DE SCIATIQUE

AVEC SCOLIOSE CROISÉE

GUÉRIS PAR LE TRAITEMENT THERMAL D'AIX-LES-BAINS

PAR

Le DR Abel FRANÇON

Ex-Interne lauréat des hôpitaux de Lyon,
Membre de la Société des Sciences médicales de Lyon,
Médecin adjoint à l'hospice thermal,
Médecin consultant à Aix-les-Bains.

———— ✕ ————

Communication faite à la Société des Sciences médicales.

LYON

ASSOCIATION TYPOGRAPHIQUE

F. Plan, rue de la Barre, 12.

—

1893

SIX CAS

DE SCIATIQUE

AVEC SCOLIOSE CROISÉE

GUÉRIS PAR LE TRAITEMENT THERMAL D'AIX-LES-BAINS

PAR

Le DR Abel FRANÇON

Ex-Interne lauréat des hôpitaux de Lyon,
Membre de la Société des Sciences médicales de Lyon,
Médecin adjoint à l'hospice thermal,
Médecin consultant à Aix-les-Bains.

Communication faite à la Société des Sciences médicales.

LYON
ASSOCIATION TYPOGRAPHIQUE
F. PLAN, rue de la Barre, 12.

1893

DU MÊME AUTEUR

De l'opération du phimosis chez les diabétiques. (*Lyon Médical*, 1886, p. 242.)

Des mouvements péristaltiques de l'estomac dans la dilatation secondaire de cet organe. (*Lyon Médical*, 1887, p. 479.)

Ictère chronique. Tumeur biliaire. Cholecystotomie. Autopsie. Cancer du pancréas. (*Province médicale*, 1887, p. 454.)

Étude sur les hépatites chroniques alcooliques et leur curabilité. (Thèse de Lyon, 1888.)

SIX CAS DE SCIATIQUE

AVEC SCOLIOSE CROISÉE

GUÉRIS PAR LE TRAITEMENT THERMAL D'AIX-LES-BAINS

———————— ♦×♦ ————————

C'est depuis quelques années seulement que l'attention des cliniciens a été attirée sur cette complication de la sciatique. On n'a pas oublié les discussions de priorité qui se sont élevées au sujet de cette déformation du tronc dans la sciatique : les Allemands réclamant pour Albert, les Italiens pour Vanzetti, et enfin les Français montrant que si cette complication avait été observée par des médecins étrangers, c'est en réalité la leçon du professeur Charcot (1) et le mémoire de Babinski qui ont marqué le point de départ de tous les travaux parus sur la question.

M. Souques, dans son mémoire paru dans l'Iconographie de la Salpêtrière, a insisté sur cette revendication qui est tout à l'honneur de l'école française, et a donné un historique très détaillé de la question. Nous ne le reproduisons pas ici, mais nous voulons montrer qu'en France les rapports de la sciatique et de la déformation du tronc avaient déjà été observés. Nous trouvons, en effet, dans la thèse de Lagrelette (Paris, 1869) (2) deux observations qui sont très concluantes au point de vue où nous nous plaçons :

« OBSERVATION 51 (3).— Sciatique suraiguë gauche. Corps

———————————————

(1) On trouvera toutes les indications bibliographiques dans la liste des observations que nous publions plus loin.

(2) Lagrelette : De la sciatique ; étude historique, séméiologique et thérapeutique. Thèse Paris, 1869.

(3) Lagrelette : p. 275.

— 4 —

courbé en deux : affaiblissement général, atrophie, guérison
par l'hydrothérapie.

M. D..., 46 ans. Début de la douleur le 15 septembre 1845.
En mars 1846... j'observai l'état suivant : maigreur extrême,
traits habituellement contractés par la souffrance. Le corps
est littéralement plié en deux et il a de plus éprouvé une
forte inclinaison sur la droite ; la marche est impossible...

Observation 55 (1). — Sciatique simple suraiguë.

Courbure antéro-postérieure complète.

Mᶦᶦᵉ R... Malade depuis environ un an. Malgré tous les
traitements employés, aucun soulagement n'avait été obtenu : elle en était arrivée à se courber en deux pour faciliter
la marche, très pénible et seulement possible dans cette position. »

Enfin, sans que nos recherches bibliographiques aient
été poussées bien loin, nous avons encore trouvé une observation du docteur Dumolard (2) intitulée : « Sciatique intermittente avec contracture des muscles de la jambe et de la
cuisse » dans laquelle l'auteur a observé que chez son malade « lorsque les élancements douloureux commencent à se
produire, des crampes et des tiraillements musculaires se
font également sentir dans tout le membre malade, et peu
de temps après, la jambe et la cuisse se fléchissent et se ra-
massent sous le tronc. Alors le membre est immobilisé dans
une position qu'il ne peut quitter avant la fin de l'accès. »

Ces trois faits sont assez significatifs et montrent que bien
avant la publication de Gussenbauer, qui date de 1879, des
auteurs français avaient observé que dans la sciatique pouvait se produire une déviation de la colonne vertébrale, déterminant une déformation du tronc.

Cette complication de la sciatique n'est donc pas aussi
rare que pourrait le faire supposer la pénurie des faits signalés avant 1886, et les observations assez nombreuses publiées depuis cette date prouvent au contraire qu'elle est assez

(1) Lagrelette : p. 281.
(2) Dumolard : *Lyon Médical*, 1880, p. 153.

fréquente, ce qui tient peut-être à ce que l'on a mis en pratique le conseil que donnait le professeur Charcot dans sa
leçon de 1888, c'est-à-dire d'examiner tout nus les malades qui
se plaignent de souffrir d'une sciatique. Quelquefois même la
déformation du tronc peut exister sans que le malade présente de phénomènes douloureux bien accusés dans le territoire du sciatique. Texier, dans sa thèse, rapporte un fait de
Gilbert Ballet, dans lequel cet auteur put déceler une sciatique
fruste, grâce à l'existence d'une déviation de la colonne vertébrale. On ne saurait donc toujours considérer la sciatique
comme une affection banale, et la fréquence de cette complication vient encore augmenter l'intérêt qui s'attache à
son histoire. Nous avons eu l'occasion d'observer nous-
même plusieurs cas de sciatique avec déformation plus ou
moins marquée du tronc : trois de nos malades appartiennent
à notre clientèle privée, les trois autres ont été observés
dans notre service à l'hospice thermal. Voici leurs observations :

OBSERVATION I.

Sciatique gauche ; inclinaison du tronc du côté droit ; guérison.

R... (Auguste), 40 ans, employé de soieries, arrive à Aix le 15 mai 1889.
Père mort à 64 ans d'une méningite rhumatismale(?) Mère bien portante, souffre de névralgies ; une sœur morte à 3 ans de méningite. Un
frère et une sœur en bonne santé.
Pas d'autres maladies que la coqueluche dans l'enfance et la variole
pendant la campagne de 1870. Ni blennorrhagie, ni syphilis, ni impaludisme, ni alcoolisme.
Depuis 1870, il a souvent eu des douleurs vagues qui disparaissent facilement à la suite de bains turcs : aussi a-t il l'habitude d'en prendre fré-
quemment. Il n'a jamais de migraine, mais il est sujet à des éruptions
qui disparaissent très rapidement : il ne se plaint que de douleurs gas-
tralgiques, qui reviennent de préférence lorsqu'il mange des féculents.
En 1888, après avoir pris froid, il ressentit brusquement une douleur
dans l'épaule gauche qui s'accompagna d'impotence complète du membre.
La douleur était intermittente, et elle céda au bout de deux mois à la
quinine et aux bains de vapeur.
Le 15 mars 1889, sans cause appréciable, il éprouve une vive douleur

au niveau des reins. La souffrance était tellement vive qu'il dut s'aliter. Le lendemain la douleur des reins avait disparu pour faire place à une douleur très vive s'étendant de la hanche au genou pour s'irradier ensuite jusqu'au bout du pied en suivant la face postéro-externe du membre inférieur gauche.

Pendant une vingtaine de jours la douleur a été extrêmement vive, persistant même au lit et empêchant le sommeil ; la cuisse et le mollet étaient particulièrement douloureux ; le moindre mouvement exagérait la douleur.

La quinine, l'antipyrine, les vésicatoires, les fumigations, les bains de vapeur n'amenèrent aucune amélioration : ce n'est qu'à partir du 1er mai, époque à laquelle on lui donna de l'iodure de sodium, que l'amélioration commença à se dessiner.

État actuel (15 mai 1889) : La douleur est ressentie tout le long du sciatique gauche, mais c'est plutôt une sensation de fourmillement. Elle a notablement diminué, car dans le début, il ne pouvait tousser ou éternuer sans éveiller une vive douleur.

Au repos, il n'éprouve aucune souffrance : tous les mouvements de la hanche sont possibles, sauf la flexion de la cuisse sur le bassin qui amène la douleur. Aucun point douloureux à la pression ; cependant quelques instants après qu'on a appuyé dans la fosse rétro-trochantérienne, survient une douleur assez vive.

Légère déformation du tronc, qui est incliné du côté droit ; le côté gauche est plus élevé, la main droite descend plus bas que la gauche. Cette déformation se serait produite dès le début de l'apparition de la douleur.

Bon appétit, mais persistance d'accès de gastralgie avec sensation de brûlure. Selles irrégulières, alternatives de diarrhée et de constipation.

Rien aux poumons, ni au cœur. Sueurs faciles. Urine en moindre quantité depuis sa sciatique ; ni sucre, ni albumine.

Traitement : Massage général, sauf sur le membre inférieur gauche. Douches tièdes. Bains de vapeur.

18 mai. Amélioration. S'est un peu redressé. Tendance à la constipation. Massage général.

23 mai. Le mieux s'accentue : la flexion de la cuisse sur le bassin se fait sans douleur ; mais quelques instants après, il ressent un tiraillement à la face postérieure de la cuisse. Il s'est beaucoup redressé : il peut marcher et ne ressent qu'un peu de lassitude. Lorsqu'il est assis et qu'il se relève, il éprouve une petite douleur qui ne dure pas.

31 mai. Il est presque droit et ne ressent plus de douleur. On observe encore un peu de saillie de la hanche gauche. Son cœur est en bon état.

Il a pris quatorze douches et massages et trois bains de vapeur.

8 janvier 1893. Nous revoyons ce malade aujourd'hui, et il nous déclare que, un mois après sa cure, la douleur et la déformation ont com-

plètement disparu et que, depuis cette époque, il a toujours joui d'une bonne santé.

OBSERVATION II.

Sciatique droite; inclinaison du tronc du côté gauche; guérison.

Al... (Albert), 36 ans, marchand de denrées coloniales, arrivé à Aix le 7 mai 1889.

Père mort d'accident. Mère et quatre frères ou sœurs bien portants. Marié, trois enfants en bonne santé.

Jamais de maladie dans l'enfance. Il y a dix ans, il aurait eu de l'ictère pendant deux ans après un séjour dans un pays renommé pour son vin blanc et où il aurait fait des excès de boisson. Pas d'impaludisme ; boit beaucoup de bière, jamais d'alcool ; a eu une blennorrhagie, pas de syphilis.

Il mène une vie très active. Sa profession l'expose aux courants d'air. Il y a deux ans, il éprouva dans les reins des douleurs qu'une cure d'eau froide fit disparaître. En janvier 1888, début d'une douleur à la partie postérieure de la cuisse droite, qui s'étendit progressivement à la jambe et au pied. Une nouvelle cure d'eau froide en été 1888 ne fit qu'augmenter les phénomènes douloureux ; l'antipyrine à l'intérieur et en injection n'amena aucune amélioration.

C'est dans l'hiver de 1888-89 qu'il s'aperçut que sa jambe droite était amaigrie et que son tronc était incliné du côté gauche : il fit du massage à sec tout l'hiver sans résultat ; néanmoins, depuis le 15 avril, la douleur a diminué dans la jambe, mais existe toujours dans la région lombaire.

État actuel (7 mai 1889) : Il n'éprouve aucune douleur au repos, mais, dès qu'il a marché un peu, retour des douleurs lombaires. Aucun point douloureux à la pression, même au bas des reins.

Les mouvements de l'articulation de la hanche sont tous possibles, sauf la flexion de la cuisse droite sur le bassin qui est douloureuse. Pas de douleur, si l'on percute le grand trochanter ou le talon.

La circonférence de la cuisse droite, à 20 centimètres au-dessus du bord supérieur de la rotule, est moindre de 3 centimètres que celle de gauche ; la jambe est atrophiée d'un centimètre à droite.

Déviation très marquée de la colonne vertébrale, qui présente une courbure lombaire à convexité droite. La hanche droite fait une saillie très marquée : l'épaule gauche est abaissée, la main gauche descend plus bas que la droite. Le tronc est incliné du côté gauche.

Le pli fessier droit est abaissé et la fesse droite est élargie, le méplat fessier droit est plus accusé.

Calvitie depuis 20 ans. Jamais d'éruption. Aucun trouble digestif.

Foie et rate à l'état normal. Pas de constipation. Rien au cœur ni aux poumons.

Urines en quantité normale, pas d'albumine.

29 mars. Le malade a pris 8 bouillons (étuves), 17 massages avec douches, 3 douches locales de vapeur et 10 piscines.

La douleur a disparu presque complètement ; la déviation est moins marquée : il y a donc une amélioration notable.

15 décembre 1892. Le médecin du malade nous écrit que, depuis son retour d'Aix, le malade n'a plus souffert de sa sciatique et que la déviation du tronc a complètement disparu. La saillie de la hanche droite n'est plus visible, l'amélioration a été définitive trois ou quatre semaines après sa cure.

Observation III.

Sciatique droite ; inclinaison du tronc en avant et à gauche.

M. J. G..., 57 ans, inspecteur des contributions indirectes, arrivé à Aix le 21 mai 1892.

Père mort à 81 ans d'une congestion pulmonaire. Mère morte à 61 ans d'une maladie de cœur. Un frère mort de l'influenza. Un frère mort de bronchite chronique.

Grand-père maternel, rhumatisant, mort à 77 ans. Grand-père paternel tué à la guerre. Grand'mères paternelle et maternelle inconnues. Ne connaît personne dans sa famille qui ait eu des douleurs.

Marié, un fils bien portant.

Jamais de maladie dans l'enfance. Ni syphilis, ni blennorrhagie. Jamais d'éruption, serait sujet aux hémorrhoïdes, et aurait eu une crise hémorrhoïdaire violente à 50 ans. A eu un accès unique de colique néphrétique qui s'est terminé par l'émission d'un gravier.

Il y a vingt ans, après les fatigues de la campagne de 1870, et de nombreuses marches dans l'humidité, il eut au membre inférieur droit une douleur sciatique qui dura quinze mois. Elle guérit complètement, et même aux variations de température il ne ressentait plus rien.

Sa santé s'est maintenue jusqu'en novembre 1891. A cette époque, il fut pris de constipation qui détermina une poussée hémorrhoïdaire. Au mois de janvier 1892, sans cause connue, il ressentit une douleur assez vive dans la région lombaire, avec irradiation dans la fosse iliaque droite, déterminant comme une sensation de barre transversale dans l'abdomen. L'analyse de ses urines pratiquée à ce moment dénota des traces de sucre et surtout de l'albumine, que le régime lacté fit disparaître rapidement.

Pendant le mois de février, les douleurs de rein avaient disparu : il n'éprouvait qu'un peu de lassitude ; mais vers la fin de février, sans cause appréciable, il éprouva brusquement pendant la nuit une vive douleur dans les deux jambes, surtout à droite, douleurs s'accompagnant d'œdème du membre ; le médecin appelé porta le diagnostic de phlébite et ordonna le repos.

Vers le 15 mars l'amélioration fut assez sensible pour que le malade pût se lever, mais il ne pouvait se tenir debout ; la douleur n'était plus sensible à gauche, mais par contre le malade éprouvait au niveau de la hanche droite et dans toute la face postérieure de la cuisse droite des douleurs assez vives pour l'empêcher, soit de se tenir debout, soit de marcher. Depuis le 15 mars, des bains de vapeur térébenthinée et des frictions ont un peu atténué les douleurs ; leur état est resté presque stationnaire depuis cette époque.

État actuel (21 mai 1892) : Le malade se plaint d'une douleur continue dans toute la partie postérieure du membre inférieur droit. Cette douleur présente une exacerbation au moindre mouvement ; mais cependant elle cesse lorsqu'il se met au lit, à condition qu'il se couche sur le côté gauche, et encore la douleur se reproduit néanmoins tous les matins à trois heures ; son siège est alors à la fesse, à la face externe du mollet, et elle s'irradie jusque dans la fosse iliaque droite. A ce moment la douleur est assez vive pour l'empêcher de dormir et lui arracher des cris. Dans la journée, il n'y a rien de régulier pour le retour des exacerbations douloureuses, mais lorsqu'elles se produisent, la douleur est intense, alors même qu'il est dans l'immobilité.

S'il est assis, la douleur est nulle, mais s'il veut se lever, la douleur se réveille, de même que s'il veut faire le moindre mouvement ; c'est toujours au niveau de la fesse que la douleur apparaît, dès qu'on la provoque par un mouvement.

La pression est douloureuse à la hanche, vers le grand trochanter, au creux poplité et au mollet, à la face externe.

L'exploration de l'articulation coxo-fémorale est rendue difficile par l'intensité de la douleur : néanmoins on constate que le signe de Lasègue existe. La percussion sur le grand trochanter ou sur le talon n'éveille aucune douleur. Le malade marche difficilement, et la station debout lui est pénible. Vu par devant, on constate que le tronc est incliné à la fois en avant et à gauche ; le malade porte tout le poids du corps sur la jambe gauche. L'épaule droite est un peu abaissée ; la hanche droite fait saillie, et l'espace costo-iliaque droit est diminué, présentant plusieurs plis transversaux : toute la moitié droite du corps proémine en avant ; au niveau de la région hypogastrique droite existe une saillie de tous les téguments qui feraient croire à une tumeur, et qui correspond à un sentiment de barre transversale éprouvé par le malade.

Vu de dos, on constate la même inclinaison du tronc : le bras droit, par suite de la saillie de la hanche droite, s'appuie presque exactement sur toute sa longueur contre le côté droit du corps, tandis qu'à gauche, il persiste un espace assez marqué ; la main droite descend plus bas que la gauche, la fesse droite est élargie et on aperçoit nettement un méplat sur sa face postéro-externe, le pli fessier droit est abaissé ; le pied droit repose par toute sa surface plantaire sur le sol.

Cette déformation persiste dans le décubitus dorsal qui ne peut se faire que sur le côté gauche ; toute tentative de redressement de la déviation éveille une douleur atroce.

Aucun trouble de la sensibilité. Réflexes normaux. La pression est douloureuse au niveau de la fosse iliaque droite.

État général peu satisfaisant. Traits tirés par la souffrance. Bon état des voies digestives. Aux poumons quelques râles fins à la base gauche. Cœur normal.

L'urine, examinée, ne renferme actuellement ni sucre ni albumine.

7 juin. Le malade quitte Aix après avoir pris six massages avec bouillon et arrosage à 42°, sans massage de la partie douloureuse, cinq douches locales de vapeur sur la fesse droite et cinq massages généraux avec arrosage à 34°.

Légère amélioration. Diminution des phénomènes douloureux, sans grande modification de la déformation.

Le malade rentré chez lui ne fit plus aucun traitement, et il nous écrivait à la date du 1er août qu'il était guéri de sa sciatique et que l'amélioration ne s'était produite que vers les premiers jours de juillet. Nous l'avons revu le 21 décembre 1892, il ne présente plus aucune douleur et sa déformation a complètement disparu. Sa santé est excellente, puisque par sa profession il est obligé de faire de longues courses par tous les temps, et depuis le 1er août jusqu'à l'époque actuelle il n'a pas interrompu son service.

OBSERVATION IV.

Sciatique gauche ; inclinaison du tronc du côté droit.

G... (Benoit), 54 ans, passementier, de Lyon, entre à l'hospice d'Aix le 10 août 1892.

Aucun antécédent héréditaire. Père mort à 79 ans de vieillesse, mère morte à 78 subitement ; six frères ou sœurs en bonne santé. Célibataire.

Né dans le département de l'Isère, il y est resté jusqu'à 15 ans sans avoir fait de maladie. Il est venu à cette époque habiter Lyon, et depuis il est sujet à des migraines s'accompagnant de vomissement.

Pendant son service militaire, il aurait eu la diarrhée et une fièvre très forte (?) Pas de syphilis, ni d'impaludisme, ni d'alcoolisme ; a eu une blennorrhagie, jamais d'éruptions, mais il était très sujet aux angines qui revenaient dès qu'il prenait froid.

A 40 ans, il aurait eu aux membres une poussée de douleurs avec gon-

flement ; il fut malade pendant trois mois. Depuis, il n'a eu que quelques douleurs vagues qui ne l'ont jamais empêché de travailler.

A 46 ans, fièvre typhoïde traitée par les bains froids. Durée trois semaines.

OBSERVATION IV. — G...d (Benoît).

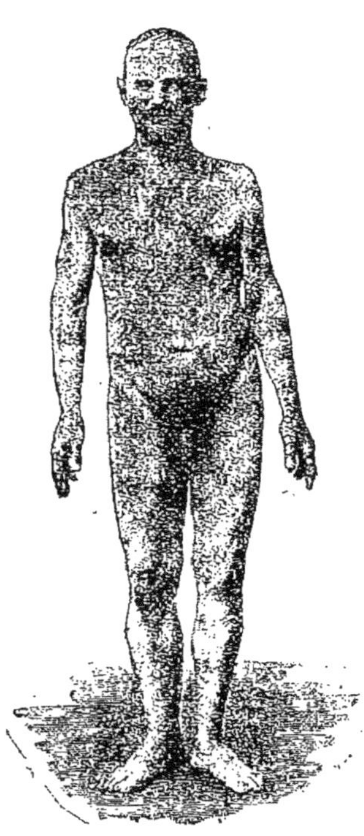

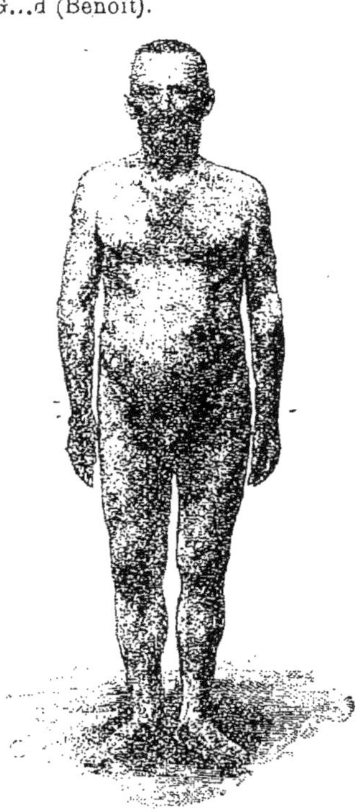

<table>
<tr><td>10 août 1892.</td><td>29 août 1892.</td></tr>
</table>

Le 18 janvier 1891, sans cause appréciable, en glissant sur la glace,
il ressentit tout à coup une violente douleur dans le testicule gauche. Il
dut rentrer chez lui et cette douleur ne fit qu'empirer, en même temps
qu'elle se propagea à tout le sciatique gauche. Pendant quinze jours, il
lui fut impossible de travailler, puis la douleur se calma, mais la déformation, qui avait débuté immédiatement, persista. Jusqu'en janvier 1892,
la douleur se faisait sentir surtout la nuit, l'empêchant parfois de dormir, quand il faisait humide principalement. Ce n'est qu'en janvier
que, à la suite de vésicatoires répétés, douleur et déviation dispa-
rurent.

Depuis un mois environ, la douleur est revenue, et avec elle la déviation.

État actuel (10 août 1892) : Il vient à Aix pour une douleur qu'il ressent parfois dans le membre inférieur gauche, surtout lorsqu'il marche.

OBSERVATION IV. — G...d (Benoît).

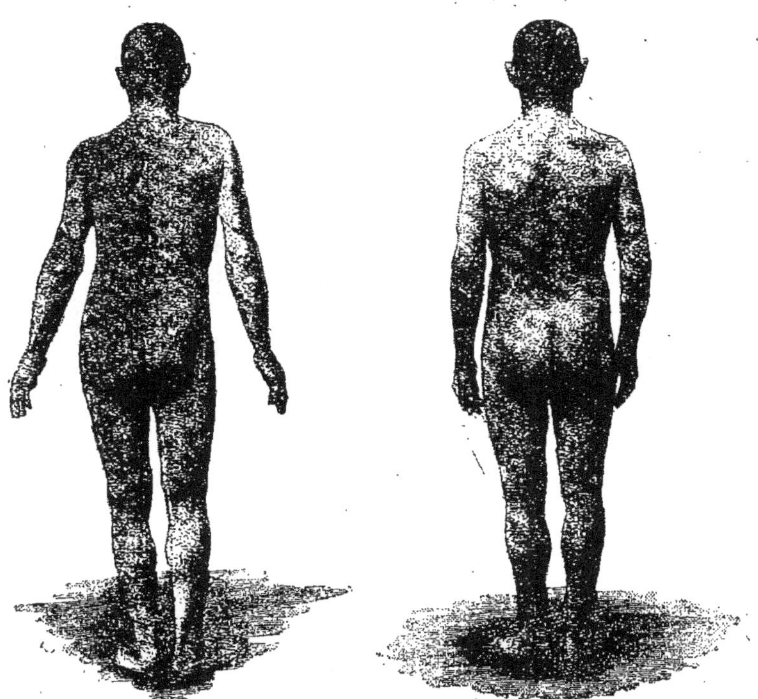

10 août 1892.29. août 1892.

Cette douleur revient spontanément et est surtout sensible à la hanche
ou au mollet ; elle ne s'irradie que très rarement jusqu'au côté externe
du pied.

Le membre inférieur gauche présente un certain degré d'atrophie.
Circonférence de la cuisse à 20 cent. au-dessus du bord rotulien : 46 cent.
à gauche, 48 à droite. Circonférence de la jambe à 15 cent. au-dessous
du bord rotulien : 36 cent. à gauche, 37 cent. à droite,

Si on fait marcher ce malade, la déformation du tronc est visible plus
nettement, et on constate qu'il porte tout le poids du corps sur la jambe
droite.

Dans la station verticale, le tronc, vu de devant, est incliné à droite, saillie marquée de la hanche gauche ; la jambe droite semble un peu fléchie ; l'épaule droite est plus élevée que la gauche ; l'espace costo-iliaque gauche est diminué et on constate des plis transversaux. Le bras gauche descend un peu plus bas que le droit et s'appuie presque dans toute sa longueur contre le côté du corps, tandis qu'à droite le bras est un peu écarté du corps. Vu de derrière, le tronc est déjeté du côté droit ; la fesse gauche est aplatie et élargie, le pli fessier gauche est abaissé. La colonne décrit une courbure lombaire à concavité droite et une courbure dorsale à concavité gauche ; la pointe de l'omoplate gauche n'est pas à la même distance du rachis que la droite.

Le malade souffre si l'on fait une tentative de redressement de cette déviation, qui persiste dans le décubitus.

Aucun trouble de sensibilité. Réflexes rotuliens normaux. Rien du côté des viscères. Urines normales.

Traitement : Étuves (bouillons). Massages avec arrosage à 42º, en évitant de masser le côté malade. Bains de vapeur généraux et locaux sur le trajet du sciatique.

État le 29 août 1892 : Le malade est redressé complètement et ne ressent plus aucune douleur.

OBSERVATION V.

Sciatique droite. — Inclinaison du tronc du côté gauche.

Meu...er (Théophile), 34 ans, cultivateur, admis à l'hospice d'Aix le 12 mai 1892.

Père 81 ans, mère 63 ans en bonne santé. Quatre frères et une sœur, bien portants, n'ont jamais été malades.

Aucun renseignement sur les grands-parents ou les collatéraux. Marié depuis dix ans, a eu six enfants : deux sont morts, l'un à quatre mois, l'autre à onze mois.

Comme antécédents personnels, variole à douze ans, fièvre typhoïde à vingt-sept ans. A fait son service militaire dans l'artillerie et pendant toute la durée n'a jamais fait de maladie. Il n'a pas eu de syphilis, ni de blennorrhagie. Il n'est pas alcoolique ; il n'a jamais eu de douleurs de rhumatisme. Il aurait eu de l'impaludisme à l'âge de huit ans pendant un mois (?).

Depuis l'âge de 18 ans jusqu'à 21 ans, époque de son service militaire, il travaille dans des mines de fer. Après avoir été soldat, il fait le métier de terrassier jusqu'en 1887. De nouveau il travaille dans des mines pendant deux ans, et la maladie l'oblige à rentrer chez lui où il est cultivateur.

C'est au printemps 1889 que, pour la première fois, il ressentit une douleur au mollet droit avec irradiation à la cuisse dans la région postéro-externe : douleur intermittente, revenant surtout le soir, à la fin de la journée, et disparaissant par le repos de la nuit. Cette douleur, qui ne l'empêchait pas de travailler, ne céda pas à des frictions, et au bout d'une quinzaine de jours, il resta chez lui, où il habite une maison

OBSERVATION V. — Meu...er (Théophile).

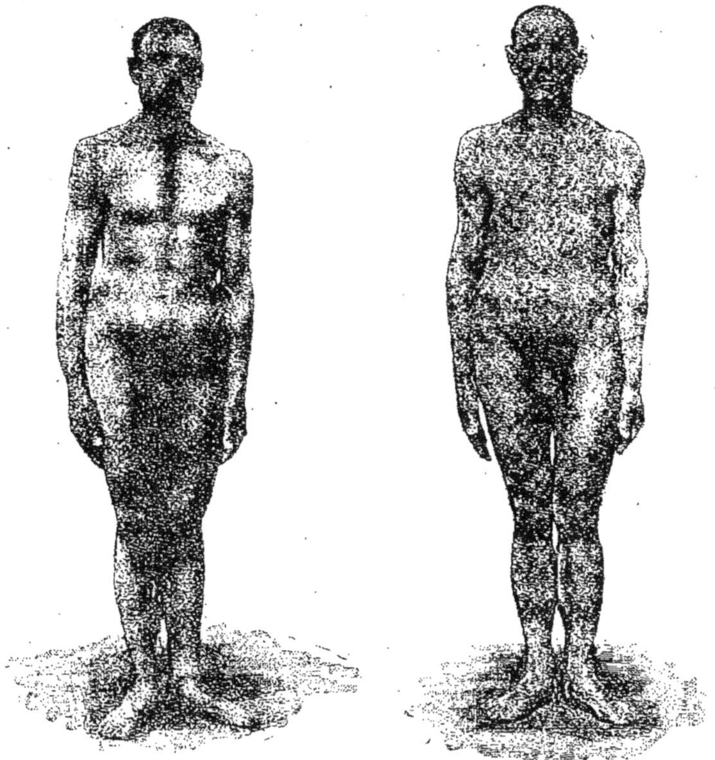

12 mai 1892. 2 juin 1892.

humide : le mur de la pièce dans laquelle il couche est adossé au terrain, mais son lit est cependant au milieu de la chambre.

Pendant tout l'été de 1889, la douleur se calma et ce n'est qu'en novembre 1889, après qu'il eut travaillé à un tunnel où il était exposé à l'humidité que la douleur se réveilla. Elle fut immédiatement beaucoup plus vive, siégeant à la partie postérieure de la hanche droite avec irradiation dans tout le membre inférieur droit. Dès ce moment, la marche devint presque impossible, et il remarqua que dans la station debout, la partie supérieure du corps était inclinée du côté gauche.

A ce moment il prit des bains de vapeur de genièvre qui calmèrent un peu la douleur ; mais cependant il souffrit tout l'hiver 1889-1890 et ne

OBSERVATION V. — Meu...er (Théophile).

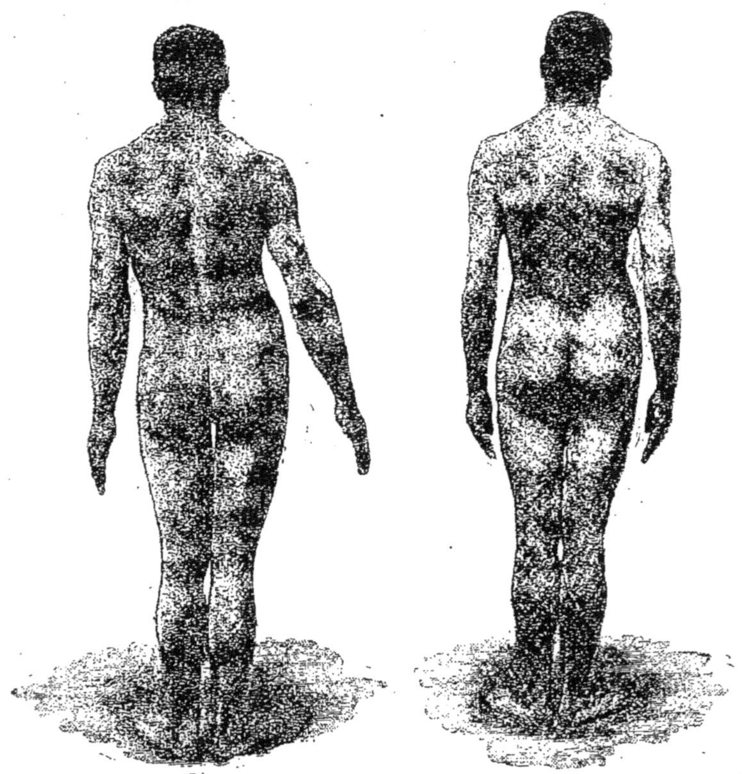

12 mai 1892.   2 juin 1892.

put sortir. En juin 1890, un médecin lui fit des pointes de feu qui eurent pour effet de diminuer les phénomènes douloureux et lui permirent de travailler. En novembre 1890, il fit sa période de treize jours, et bien qu'il souffrît encore un peu et que sa déformation fût assez accentuée (il est très affirmatif sur ce point), on ne voulut pas le réformer.

Depuis cette époque la douleur a été tolérable, mais la déformation ne s'est pas mo lifiée, et il dit que son état est à peu près resté stationnaire.

État actuel (12 mai 1892) : Il se plaint de souffrir dans toute la région du sciatique droit dont il indique parfaitement le trajet. La douleur n'est pas continue, elle se produit surtout la nuit, dès qu'il est couché depuis quelque temps. Il souffre davantage au moment des variations de tem·pérature. Cette douleur, qu'il compare à une piqûre, est parfois assez vive pour l'empêcher de dormir. Son siège, assez variable, est surtout au niveau de la hanche droite avec irradiation dans la fesse et la jambe droites.

Dans la station assise ou debout, il y a des moments d'accalmie, et la douleur revient par accès de peu de durée. C'est lorsqu'il marche qu il souffre le moins.

A la pression, on réveille la douleur au niveau du trochanter, dans le creux poplité et à la face dorso-externe du pied.

Dans la station debout, vue de face, la partie supérieure du tronc est inclinée du côté gauche. La main gauche descend plus bas que la droite. L'épaule gauche est légèrement abaissée. La crête iliaque droite est plus élevée que la gauche. La distance de l'épine iliaque antérieure et supérieure au bout du sein est de 23 cent. à droite et 26 à gauche. Vu par derrière, on constate la même inclinaison du tronc. La fesse droite présente un méplat accusé à son côté externe. Le poids du corps repose entièrement sur le membre inférieur gauche. La saillie de la hanche droite est manifeste, ainsi que la diminution de l'espace costo-iliaque droit.

L'examen de la colonne vertébrale dénote une courbure lombaire à concavité gauche et une courbure dorsale à concavité droite. La pointe de l'omoplate droite est plus rapprochée de la ligne médiane que la gauche.

Si le malade est assis, il s'appuie surtout sur la fesse gauche ; dans le décubitus, il ne ressent aucune douleur ; mais la déformation, toujours visible, résiste à toute tentative de redressement. Atrophie assez marquée de la cuisse droite dont la circonférence à 20 cent. au-dessus de la rotule est de 46 à droite au lieu de 48 à gauche.

Les mouvements de l'articulation de la hanche sont libres. Seuls, la flexion de la cuisse sur le bassin ou l'adduction forcée, comme pour croiser la cuisse droite sur la gauche, déterminent de la douleur.

Aucun trouble de la sensibilité. Réflexes rotuliens normaux. Rien à noter du côté des viscères. Ni sucre ni albumine dans les urines.

État le 2 juin 1892 : Le malade a pris quinze douches générales avec massage et dix bains de vapeur. Au bout de quelques jours, la douleur s'est calmée et a permis le massage général.

Le malade ne souffre presque plus de ses douleurs, sauf quelques élancements surtout pendant la nuit. La déformation a entièrement disparu et on ne constate plus de déviation de la colonne vertébrale.

Décembre 1892. Le malade nous écrit qu'il n'a plus de douleur et que la déformation a disparu depuis sa cure.

OBSERVATION VI.

Sciatique gauche. — Cyphose lombaire et scoliose droite.

N...el (Donatien), 47 ans, mécanicien à bord d'un yacht de plaisance, entre dans notre service le 3 août 1892.

Père mort à 75 ans, n'a jamais eu de douleurs. Mère morte à 55 ans, paralysée. Grand-père paternel mort à 75 ans, grand'mère paternelle morte à 99 ans, grand-père paternel mort jeune ; grand'mère maternelle morte à 70 ans.

Deux frères morts, l'un à 8 ans, l'autre à 2 ans. Deux sœurs en bonne santé. Marié, une fille de deux ans bien portante.

Il n'a eu ni hémorrhoïdes, ni migraine, ni eczéma ; pas de syphilis ; a eu la blennorrhagie. Pas d'impaludisme. A fait de nombreux excès alcooliques.

Comme maladie antérieure, fièvre typhoïde à 28 ans. Il y a quatre ans, il aurait eu une douleur au bras droit. L'an passé il a eu une pleurésie sèche à droite qui aurait duré un mois.

Il a fait le siège de Paris, et pendant six mois il aurait couché sur la terre. Ce n'est qu'en 1882 que, pour la première fois, il ressentit des douleurs dans les deux jambes qui durèrent sept à huit mois et guérirent par des frictions et un traitement à l'électricité.

Les douleurs ont reparu au commencement de l'hiver 1891. Elles siégeaient au niveau de la face postérieure de la cuisse gauche ; elles déterminaient un peu de difficulté le matin, et elles diminuaient lorsqu'il avait marché un peu. Elles durèrent ainsi tout l'hiver ; mais le 25 juin, sans cause connue, elles empirèrent brusquement. Revenant par crises violentes, elles l'empêchaient de marcher ; et, lorsqu'il se tenait debout, il présentait la déformation que l'on constate aujourd'hui. Aucun médicament, ni l'antipyrine, ni les frictions n'ont amené de modifications.

État actuel (3 août 1892) : Dans la station debout, le tronc est incliné fortement en avant, et la jambe gauche est légèrement fléchie. La hanche gauche est relevée. Le thorax fait en avant une saillie marquée, et il existe à l'union du thorax et de l'abdomen un pli très prononcé, surtout à droite, où l'on constate un double pli. L'épaule gauche est un peu abaissée et l'espace ilio-costal gauche est diminué de hauteur. Si on l'examine en arrière, on observe que la partie supérieure du corps est à la fois penchée en avant et à droite. Le malade tient les jambes un peu écartées et porte tout le poids du corps sur la jambe droite. La colonne vertébrale présente une courbure complexe. La colonne lombaire décrit une courbure à concavité droite en même temps que la colonne lombo-dorsale présente une cyphose assez prononcée.

Dans cette position, et s'il est immobile, ce malade n'éprouve aucune douleur ; mais si on veut lui faire rapprocher les talons, ou s'il fait un mouvement, il ressent aussitôt une très vive douleur qui s'étend de l'articulation sacro-iliaque postérieure gauche, gagne la face postérieure de la cuisse gauche, et de la jambe s'irradiant jusque derrière la malléole

OBSERVATION VI. — N...el (Donatien).

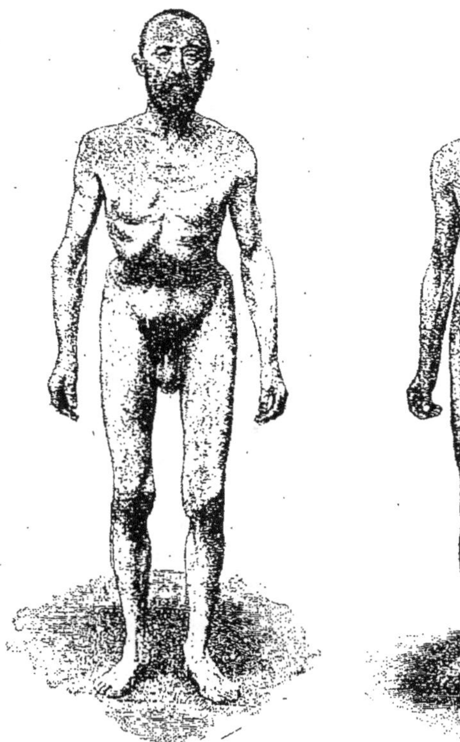
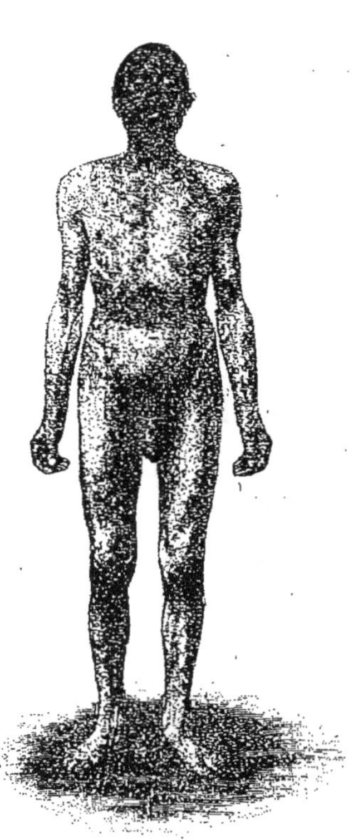

3 août 1892.   10 septembre 1892.

externe et déterminant une sensation d'engourdissement dans la moitié externe du pied gauche.

La marche est très difficile et ne s'accomplit qu'au prix de vives douleurs. Néanmoins, l'examen de l'articulation de la hanche démontre que tous les mouvements sont libres, et que le signe de Lasègue existe. Pas de douleur à la percussion sur le talon ou sur le trochanter. Par contre, la pression éveille de la douleur au niveau de l'articulation sacro-iliaque

gauche postérieure, derrière le grand trochanter et au niveau de la tête
du péroné. Chaque pression détermine une sensation d'engourdissement
dans le mollet, le pied gauche.

Quand il est assis, il s'appuie surtout sur la fesse gauche, et lorsqu'il
essaye de se relever, il éprouve une vive douleur. Dans le décubitus il ne

OBSERVATION VI. — N...el (Donatien).

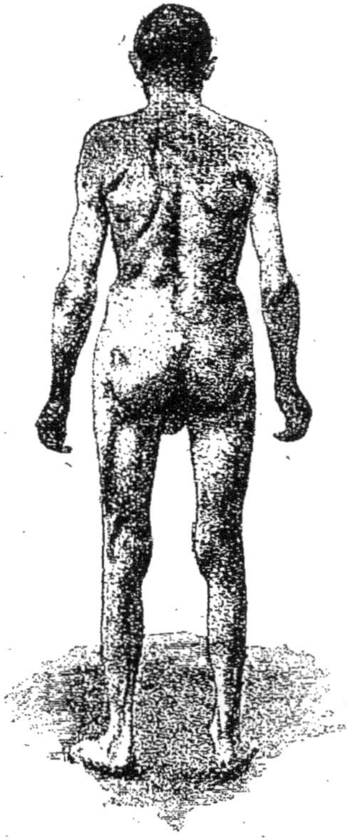

3 août 1892.

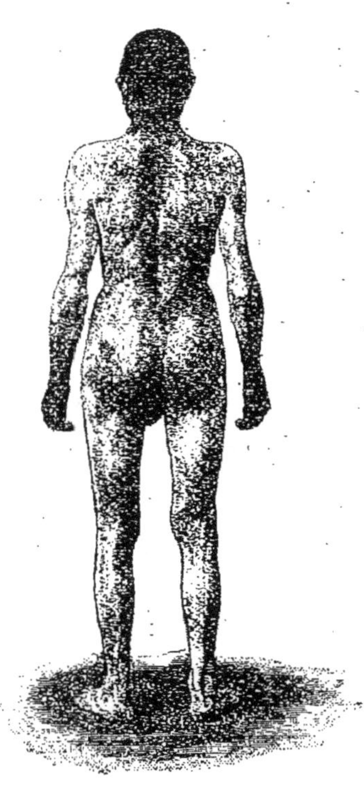

10 septembre 1892.

souffre pas, à condition d'être couché sur le côté droit. La déformation
persiste dans cette attitude, et on ne peut la modifier.

C'est un homme très amaigri, et d'un aspect général peu satisfaisant.
Néanmoins, rien au cœur, pas de troubles digestifs et ses urines normales.
Aux poumons, un peu d'obscurité de la respiration dans le poumon
droit.

Il ne présente aucun trouble de sensibilité. Ses réflexes rotuliens sont normaux et le membre inférieur gauche ne présente pas d'atrophie appréciable.

Traitement : Massage. Douches à 42°. Sudations dans l'étuve et les bains de vapeur. Douches écossaises.

10 septembre 1392. Amélioration considérable. Déformation à .peu' près complètement disparue. Le tronc s'est relevé. Disparition de la cyphose et de l'inclinaison latérale. Le malade n'éprouve plus aucune douleur.

. Dans ces six observations, il s'agit donc très nettement de sciatique avec inclinaison du tronc du côté opposé au siège de la maladie ; et les photographies qui accompagnent les trois dernières observations sont tout à fait démonstratives. Aussi croyons-nous pouvoir ranger ces six nouveaux cas dans les faits de sciatique avec déformation du tronc.

Nous avons réuni ci-dessous à peu près tous ceux qui ont été signalés. Pour quelques-uns nous n'avons pu avoir que l'analyse, tandis que pour la majorité, nous en avons eu la relation complète. Il ne manque à notre liste que les cas qui ont pu être publiés par Massalongo in *Giornale di neurop.*, anno V, p. 46, et par Toralbo in *Gazella medica lombarda*, Milano, 1889, et que nous n'avons pu nous procurer.

Pour classer tous ces faits, nous adoptons la division proposée par Brissaud, de sciatiques avec scoliose croisée et de sciatique avec scoliose homologue. Nous ajoutons une troisième catégorie : celle des sciatiques avec scoliose alternante.

SCIATIQUE AVEC SCOLIOSE CROISÉE.

Obs. 1. — Charcot : *Leçons du Mardi*, 1889, p. 18. Sciatique gauche. Inclinaison du tronc du côté droit.

Obs. 2. — Babinski : *Archives de neurologie*, janvier 1888. Sciatique gauche. Inclinaison du tronc à droite.

Obs. 3. — Babinski : *Id.* Sciatique gauche. Inclinaison du tronc à droite.

Obs. 4. — Babinski : *Id.* Sciatique droite. Inclinaison du tronc à gauche.

Obs. 5. — Babinski : *Id.* Sciatique gauche. Inclinaison du tronc à droite.

Obs. 6. — Babinski : *Id.* Sciatique gauche. Inclinaison du tronc à droite.

Obs. 7. — Texier : Thèse de Paris, 1888. Sciatique gauche. Inclinaison du tronc à droite.

Obs. 8. — Texier : *Id*. Sciatique gauche. Inclinaison du tronc à droite.

Obs. 9. — Texier : *Id*. Sciatique traumatique droite. Inclinaison du tronc à gauche.

Obs. 10. — Ballet, cité par Texier : Sciatique droite. Inclinaison du tronc à gauche.

Obs. 11. — Berbez : *France médicale*, 1888. Chez la même malade à 35 ans, sciatique gauche avec inclinaison du tronc à droite, puis à 55 ans, sciatique droite et inclinaison du tronc à gauche.

Obs. 12. — Souques : *Iconographie de la Salpêtrière*, 1890. Sciatique droite. Inclinaison du tronc à gauche. Guérison.

Obs. 13. — Souques : *Id*. Sciatique gauche. Tronc incliné à droite.

Obs. 14. — Albert : *Wiener medizinische Presse*, 1886, n° 1. Sciatique droite. Inclinaison du tronc à gauche.

Obs. 15. — Albert et Bénedikt : *Id*. Sciatique droite. Inclinaison du tronc à gauche.

Obs. 16. — Albert : *Id*. Sciatique droite. Inclinaison du tronc à gauche.

Obs. 17. — Nicoladoni : *Id*., 1886, n° 26. Sciatique gauche. Inclinaison du tronc à droite.

Obs. 18. — Nicoladoni : *Id*., 1887, n° 37. Sciatique gauche. Inclinaison du tronc à droite.

Obs. 19. — Gussenbauer : *Prager. medic. Wochens.*, 1890, p. 225. Sciatique droite. Inclinaison du tronc à gauche.

Obs. 20. — Gussenbauer : *Id*. Sciatique gauche. Inclinaison du tronc à droite.

Obs. 21. — Gussenbauer : *Id*. Sciatique gauche. Inclinaison du tronc à droite.

Obs. 22. — Schüdel : *Arch. f. klin. Chirurgie*, 1889, p. 20. Sciatique gauche. Inclinaison du tronc à droite.

Obs. 23. — Schüdel : *Id*., p. 25. Sciatique gauche. Inclinaison du tronc à droite.

Obs. 24. — Schüdel : *Id*., p. 21. Sciatique droite. Inclinaison du tronc à gauche.

Obs. 25. — Schüdel : *Id*., p. 31. Sciatique gauche. Inclinaison du tronc à droite.

Obs. 26. — Schüdel : *Id*., p. 32. Sciatique droite. Inclinaison du tronc en avant et à gauche.

Obs. 27. — Valentini : Congrès de Kœnigsberg, *Deut. med. Wochens.*, 1891, n° 16. Sciatique droite. Inclinaison du tronc à gauche.

Obs. 28. — Bonsdorff : Analysé dans *Neurologisches Centralblatt*, 1890, p. 762. Sciatique gauche. Inclinaison du tronc à droite.

Obs. 29. — Masurke : Thèse de Kœnigsberg, 1891, p. 7. Sciatique droite. Inclinaison du tronc à gauche.

Obs. 30. — Masurke : *Id*., p. 10. Sciatique droite. Inclinaison du tronc à gauche.

Obs. 31. — Masurke : *Id*., p. 14. Sciatique double. Douleurs plus vives du côté gauche. Inclinaison du tronc à droite.

Obs. 32. — Masurke : *Id*., p. 17. Sciatique droite. Inclinaison du tronc en avant et à gauche.

Obs. 33. — Higier : *Deut. med. Wochens*., juillet 1892. Sciatique gauche. Inclinaison du tronc en avant et à droite.

Obs. 34. — Pospischill : *Blætter f. klinische Hydrotherapie*, janv. 1892, p. 19. Sciatique gauche. Inclinaison du tronc à droite.

Obs. 35. — Remak : Société de médecine interne, séance du 22 décembre 1890, cité in *Semaine médicale*, 1892, p. 199. Sciatique avec tronc incliné du côté sain.

Obs. 36, 37, 38, 39. — Brunelli : An. in *Revue d'orthopédie*, 1892, p. 389. Quatre observations de sciatique gauche avec inclinaison du tronc du côté droit.

Obs. 40. — Brunelli : *Id*. Sciatique droite avec inclinaison du tronc à gauche.

Obs. 41, 42, 43. — Gorhan : *Wien. klin. Wochens*., 1890, n° 24 An. in *Neurol. Centralbl*., 1890, p. 761. Trois cas de scoliose croisée.

Obs. 44. — Bruhl et Soupault : *Médecine moderne*, 1892, p. 826. Sciatique droite. Inclinaison du tronc à gauche.

Obs. 45, 46, 47. — Françon (ci-dessus) : Sciatique gauche. Inclinaison du tronc à droite.

Obs. 48, 49, 50. — Françon : *Id*. Sciatique droite. Inclinaison dn tronc à gauche.

SCIATIQUE AVEC SCOLIOSE HOMOLOGUE.

Obs. 1. — Brissaud : *Archives de neurologie*, 1890.

Obs. 2. — Brissaud : *Id*. et *id*.

Obs. 3. — Brissaud : *Id*. Sciatique gauche. Inclinaison du tronc à gauche.

Obs. 4. — Lamy : *Progrès médical*, 1891, p. 21. Sciatique gauche. Inclinaison du tronc à gauche.

Obs. 5. — Lamy : *Id*. Sciatique gauche. Inclinaison du tronc à gauche.

Obs. 6. — Bruhl et Soupault : *Médecine moderne*, 1892, p. 826. Sciatique gauche. Inclinaison du tronc à gauche.

Obs. 7. — Bouchoud : *Journal des sc. méd. de Lille*, 1888. Sciatique droite. Inclinaison du tronc à droite.

Obs. 8. — Albert : *Wiener medizinische Presse*, 1886, n° 1. Chez la même malade, d'abord sciatique droite sans déformation du tronc, puis sciatique gauche et inclinaison du tronc à gauche.

Obs. 9. — Gussenbauer : *Prager med. Wochens*., 1890, p. 226. Sciatique droite. Inclinaison du tronc à droite.

Obs. 10. — Higier : *Deut. med. Wochens.*, juillet 1892. Sciatique droite et inclinaison du tronc à droite.

Obs. 11. — Higier : *Id.* Sciatique droite. Inclinaison du tronc à droite.

Obs. 12. — Higier : *Id.* Douleur dans la région inguinale droite. Inclinaison du tronc en avant et à droite.

Obs. 13. — Remak : *Semaine médicale*, 1892, p. 199. Compte-rendu de la Société de médecine de Berlin. Sciatique droite et inclinaison du tronc à droite.

Obs. 14. — Salomonsen : An. dans *Jahrestericht in der gesammten Medicin*, 1890, p. 148. Sciatique droite. Inclinaison du tronc à droite.

Obs. 15. — Salomonsen : *Id.* Sciatique droite. Inclinaison du tronc à droite.

SCIATIQUE AVEC SCOLIOSE ALTERNANTE.

Obs. 1. — Remak : *Deut. med. Woch.*, 1890, p. 257. Sciatique gauche. Scoliose droite ou gauche à volonté.

Obs. 2. — Higier : *Deut. med. Woch.*, 1892. Sciatique droite. Inclinaison du tronc en avant et à gauche, puis à droite, pendant les accès douloureux.

A) *Sciatique avec scoliose croisée.* — Ce groupe comprend le plus grand nombre des faits publiés, puisque sur 67 observations de sciatique avec déformation du tronc, nous trouvons 50 cas de scoliose croisée, y compris nos observations personnelles. Cette énorme proportion indique bien que c'est la déformation la plus fréquente.

Rappelons rapidement en quoi elle consiste. C'est un malade atteint de sciatique du côté gauche par exemple, et qui, à un moment donné, soit quelquefois au début de l'affection, soit après un temps plus ou moins long, s'aperçoit que toute la partie supérieure du tronc est inclinée à droite. Le poids de son corps repose complètement sur le membre inférieur droit. Quelquefois il présente en même temps un certain degré de cyphose. De plus, ses épaules sont inclinées tantôt du côté sain, tantôt du côté malade, et parfois sur un plan vertical différent. La tête peut également être dans la rectitude ou se trouver penchée à droite ou à gauche.

C'est à ce type que répondent tous les cas que nous avons relatés : sur les six observations, il en est quatre (obs. I, II,

IV, V) qui présentaient uniquement une inclinaison du tronc du côté opposé, tandis que les deux autres (obs. III et VI) offraient une inclinaison du tronc, à la fois en avant et du côté sain. C'était donc, chez les premiers, une sciatique avec scoliose croisée, et chez les deux derniers on constatait à la fois de la cyphose et une scoliose croisée.

La pathogénie de cette déformation du tronc a été expliquée de différentes manières, qui ont cependant toutes comme point commun ce fait, que presque tous les auteurs l'attribuent à l'intensité des douleurs éprouvées par les malades. Mais leurs opinions varient sur la façon dont s'est établie la déviation du rachis.

D'après Babinski, la déformation du tronc serait le résultat de l'attitude instinctive prise par le malade pour atténuer ses douleurs; mais si tous les sujets atteints de sciatique avec douleurs intenses ne présentent pas cette déformation, c'est qu'il existerait une prédisposition individuelle particulière chez ceux où on la constate.

Schüdel, élève de Rocher, donne une autre interprétation. Sur certains sujets il existerait une anomalie dans la distribution du plexus sacré, qu'il aurait rencontré dans une dissection. Un filet nerveux émané de ce plexus, passant par le premier trou sacré, irait innerver le muscle sacro-lombaire. Ce rameau serait atteint comme tous les autres rameaux sensitifs ou moteurs du plexus sacré, et il en résulterait une impotence fonctionnelle du muscle sacro-lombaire du côté malade, ce qui permettrait au muscle homologue du côté sain d'avoir une action prépondérante et d'incliner le rachis de son côté. Ce serait donc une disposition anatomique particulière qui expliquerait cette déviation.

Pour Nicoladoni, la sciatique serait une affection névritique du plexus sacré et du plexus lombaire, qui se traduit par de la congestion et de l'hypérémie. Le moindre mouvement ou tiraillement de ces troncs nerveux, soit dans les filets périphériques, soit au niveau des racines, soit enfin même dans le canal médullaire, déterminerait une exaspération de la douleur. Pour l'éviter, le malade incline le tronc du côté opposé, ce qui laisse ainsi à l'axe médullaire le plus grand espace possible dans le canal rachidien.

M. Brissaud, qui le premier a signalé les sciatiques avec scoliose homologue, admet que la sciatique peut être souvent une névralgie du plexus lombaire et du plexus sacré tout à la fois, et que lorsqu'elle s'accompagne de scoliose croisée, cela tient au mouvement instinctif d'inclinaison du côté sain et à « l'inaction voulue ou instinctive des muscles fessiers et lombaires du côté malade ».

Gussenbauer admet l'opinion de Schüdel avec cette restriction que l'impotence du muscle extenseur du tronc, du côté affecté, au lieu de dépendre de la maladie d'un filet nerveux spécial destiné au sacro-lombaire, serait liée à une distension des nerfs musculaires consécutive au traumatisme. Quant à Gorhan, il attribue la déformation soit à la contracture des muscles du côté sain, soit à la paralysie de ceux du côté malade, sans donner l'explication de cet état anormal des muscles.

Enfin, Masurke et Higier, après avoir énuméré toutes ces théories, concluent qu'il n'en est aucune qui puisse les satisfaire pour expliquer cette déformation de scoliose croisée.

Tel n'est pas notre avis, et nous nous rangeons absolument à l'hypothèse formulée par Charcot et Babinski, c'est-à-dire que dans les cas de sciatique avec déformation du tronc, la partie supérieure du corps est inclinée du côté sain, par suite d'une courbure dans la région lombaire à concavité tournée du côté opposé au membre malade. C'est en somme, comme l'a fort bien dit M. Brissaud, l'attitude hanchée que l'on prend à l'état normal lorsqu'on se tient debout depuis un certain temps.

Sans insister ici sur l'attitude d'un sujet placé dans la position verticale, on sait que dans cette situation le poids de la partie supérieure du corps repose sur les deux fémurs, et que la verticale passant par le centre de gravité tombe à égale distance entre les deux talons. Grâce aux puissants muscles extenseurs du tronc (fessiers, sacro-lombaire, carré lombaire, etc.) le corps ne tombe pas en avant, entraîné qu'il serait par le poids des viscères abdominaux ; et la position verticale peut être conservée. Mais, lorsque survient la fatigue musculaire, le sujet fait reposer le poids du corps sur l'un ou l'autre des muscles inférieurs, prenant ainsi l'attitude hanchée. Or, que se passe-t-il dans une sciatique ?

Si l'on s'en rapporte aux rares autopsies de sciatique qui ont été pratiquées, on aurait rencontré une hypérémie du nerf, une infiltration œdémateuse (Fernet), une sclérose interstitielle (Tripier), une infiltration purulente du nerf (Martinet). Ce sont tout autant de lésions qui expliquent suffisamment que, dans ces cas, les fonctions du nerf aient été sinon abolies complètement, du moins assez troublées pour déterminer soit de la paralysie, soit de la parésie des muscles auxquels il commande.

D'autre part, nous n'ignorons pas que, dans beaucoup de cas, il n'existe aucune lésion appréciable et que l'on attribue les troubles moteurs à une altération dynamique du nerf. Mais nous rappellerons ici les expériences d'Anstie, qui faisant passer le même courant électrique par les deux nerfs sciatiques d'un sujet souffrant de névralgie sciatique unilatérale, voyait se produire d'énergiques contractions musculaires dans les jumeaux du côté sain, tandis que du côté malade les contractions obtenues étaient à peine appréciables.

Ces faits parlent en faveur de l'hypothèse de Charcot et Babinski, et démontrent que les sujets atteints de sciatique ont une tendance instinctive à incliner le tronc du côté opposé pour faire reposer le poids du corps sur le membre sain, parce que les muscles du côté malade ne peuvent plus se contracter comme à l'état normal. Et ce phénomène peut être constaté chez tous les malades qui souffrent de sciatique. Si on vient à les faire marcher, si la douleur existe, on peut constater que la partie supérieure du corps est penchée du côté sain. Il n'est pas nécessaire, croyons-nous, d'invoquer une prédisposition individuelle (Babinski) ou une disposition anatomique spéciale (Schüdel). Mais la déformation du tronc est au prorata de l'intensité de la douleur ; et si chez certains

malades elle persiste même dans le décubitus au repos, cela
tient à l'état de contracture permanente des muscles, cause
de la déviation.

M. Babinski ajoute même que, dans les cas de longue durée,
il peut se produire des rétractions fibreuses et tendineuses ;
deux faits de ce genre existent dans les cas cités : l'un est
rapporté par Berbez (1) et a trait à une malade atteinte de
sciatique du côté gauche et présentant une inclinaison du
tronc du côté droit, durant depuis quatorze ans. L'autre est le
cas de sciatique traumatique que relate Texier (obs. X de sa
thèse). Le malade souffrait de douleurs dans le membre inférieur droit, et en janvier 1888, époque à laquelle on l'exa-
minait, il raconte que depuis 1870, époque du traumatisme,
son tronc est incliné en avant et à gauche.

En résumé, la déformation du tronc dans la sciatique avec
scoliose croisée est produite par une courbure du rachis dans
la région lombaire à concavité tournée du côté sain. Cette
courbure résulte de l'impotence des muscles extenseurs du
tronc, innervés par les branches émanées du plexus lombaire et sacré du côté malade ; cette impotence permettant
aux muscles homologues du côté sain d'exercer une action
prédominante.

Nous n'insisterons pas sur les conséquences de cette courbure, car M. Brissaud a déjà démontré que l'attitude des
épaules et de la tête chez ces malades pouvait être extrêmement différente, étant liée aux courbures de compensation
qui se développent à la suite de la courbure primitive, et
dont la direction peut être variable.

B) *Sciatique avec scoliose homologue.* — C'est à Brissaud
que revient l'honneur d'avoir, le premier, signalé les cas de
ce genre, qui sont de beaucoup moins nombreux puisque
nous n'en avons pu réunir que 15 dans notre classification.

Ici l'aspect des malades est tout différent. Leur tronc est
incliné du côté malade, et l'espace costo-iliaque du même

(1) Berbez : *France médicale*, 1888.

côté est constamment diminué d'étendue ; leur bassin peut
être incliné, soit à droite, soit à gauche, déterminant ainsi
un raccourcissement ou un allongement du membre inférieur. La marche est beaucoup plus difficile, car le malade
a une tendance à reporter le poids du corps sur la jambe saine;
ce qui ne s'obtient qu'en faisant faire saillir considérable-
ment la hanche du côté sain. Enfin, il est presque constant
d'observer des contractures ou des phénomènes spasmodiques
dans le membre affecté.

M. Brissaud admet que, dans ces cas, on est en présence
d'une sciatique à forme spasmodique liée à un état de contracture réflexe des muscles innervés par le plexus lombaire
et le plexus sacré du côté malade, et il propose de l'appeler
névralgie lombo-sacrée spasmodique. Bruhl et Soupault ont
une opinion analogue, car pour eux cette scoliose homologue
se rencontrerait chez des malades atteints de sciatique et
dont les douleurs seraient exclusivement localisées à la fesse
et dans le territoire du plexus lombaire du côté atteint.

Remak, combattant cette interprétation, croit qu'il n'est pas
nécessaire d'admettre une forme spasmodique de la sciatique, et pour lui il n'existe aucune attitude pathognomonique
de la sciatique, chaque sujet prenant instinctivement la position dans laquelle ses douleurs sont le plus atténuées.

Pour nous, nous admettons l'interprétation de Brissaud,
mais nous nous demandons si dans ces formes spasmodiques
il ne s'agirait pas de l'extension du processus inflammatoire
aux méninges rachidiennes. Si l'on admet que la sciatique
est souvent due au gonflement et à l'hypérémie du péri-
nèvre, ne serait-il pas possible que, dans ces cas, le processus
hyperhémique se soit propagé jusqu'aux enveloppes de la
moelle ?

Nous tenons à faire observer que cette explication n'est
qu'une hypothèse que nous formulons, et d'autre part si l'on
parcourt les observations qui ont été publiées sous le titre
de sciatique avec scoliose homologue, on reconnaît bien
vite qu'il ne s'agit plus de sciatique essentielle, comme on la
décrit depuis Cotugno, c'est-à-dire une affection du membre

inférieur, caractérisée par des douleurs continues ou inter-mittentes sur le trajet du nerf sciatique.

En effet, dans les trois observations rapportées par M. Brissaud, il en est deux qui sont résumées trop brièvement pour être discutées. Dans la troisième, qui est très complète, on peut lire que les deux membres inférieurs sont le siège d'une contracture généralisée mais peu intense, avec exagération des réflexes de chaque côté et impossibilité des mouvements d'adduction et d'abduction, et cependant la douleur était uniquement du côté gauche. M. Brissaud ajoute, du reste, qu'il « existait un état spasmodique des deux membres pel-viens qu'on n'observe pas communément dans les seiatiques dites essentielles ».

Lamy, dans la première observation qu'il rapporte, in-dique que le malade présentait des névralgies multiples avec points douloureux rachidiens, et il ajoute : « Il est certain que cette sciatique compliquée de névralgie cervico-bra-chiale, puis de névralgie faciale et accompagnée de troubles très évidents de la sensibilité, différait singulièrement de la sciatique ordinaire... Il s'agissait peut-être d'une scoliose hystérique. »

Le second malade, qui avait une sciatique gauche, avait eu dans son enfance une affection de la hanche gauche pour laquelle il avait été immobilisé pendant deux mois dans une gouttière. Il eut ensuite la fièvre intermittente pendant son séjour au Tonkin et ce n'est qu'à son retour qu' « il res-sentit de la raideur dans la jambe gauche, puis survinrent des fourmillements. De plus, les douleurs dans le trajet du sciatique n'ont jamais été très vives et elles sont modérées, à la pression. Enfin il présente des points douloureux dans le domaine du plexus lombaire. »

La raideur a ici précédé la douleur, et les sensations pénibles éprouvées dans le trajet du sciatique, soit spontanément, soit à la pression, n'ont jamais été vives. Ces deux carac-tères ne se retrouvent généralement pas dans la sciatique avec déformation du tronc où on a toujours noté l'intensité des douleurs à un moment donné et le développement des troubles moteurs, consécutif aux phénomènes douloureux.

Dans l'observation de Bruhl et Soupault, il s'agissait plutôt d'une névralgie lombaire que d'une sciatique ; il en est de même de l'observation V d'Higier (obs. 12) qui est intitulée : *Douleur dans la région inguinale droite ; inclinaison du tronc en avant et à droite.*

Dans l'observation II du mémoire d'Higier (obs. 10) il ne s'agit pas d'une scoliose du type décrit par Brissaud, car il dit lui-même « que plusieurs symptômes qui, d'après Lamy et Brissaud, caractérisent la scoliose homologue, manquent ici complètement ; la différence si marquée dans la longueur dans les deux membres est ici insignifiante ; aucune trace de spasme musculaire. Le réflexe rotulien du côté malade n'est pas exagéré et ne s'accompagne d'aucune trépidation. »

Enfin dans l'observation IV du même mémoire d'Higier (obs. 11), le malade était syphilitique et a guéri de sa douleur sans que la déformation soit en rien modifiée, ce qui implique bien que cette déformation n'était pas absolument liée à la douleur.

L'observation rapportée par Gussenbauer (obs. 9) a trait à une femme qui, en même temps qu'une sciatique homologue droite, présentait de la parésie d'un des membres supérieurs, ce qui peut faire penser à des phénomènes hystériques. Enfin le cas rapporté très brièvement par Albert est l'histoire d'une malade qui eut d'abord une sciatique droite sans déformation du tronc, puis une sciatique gauche et inclinaison du tronc à gauche.

Les faits de Salomonsen (obs. 14 et 15) et de Remak (observation 13) ne nous ont été connus que par une courte analyse, de sorte qu'il ne nous est pas permis de les discuter. Enfin Bouchoud rapporte l'histoire d'un malade atteint de sciatique homologue droite, mais il ne nous dit pas si la déformation qu'il observait avait débuté avec le moment où les douleurs se sont exaspérées, et nous nous demandons si elle ne dépendait pas de ces douleurs lombaires qu'il présentait périodiquement depuis dix ans. On peut rapprocher ce cas de celui dont Hallion parle dans sa thèse (1); il aurait vu dans le service de Charcot un malade présentant une sciatique avec scoliose homologue, et, en l'interrogeant, on apprenait que cette déformation du tronc qu'on observait était liée à une sciatique qu'il avait eue auparavant et qui s'était accompagnée de scoliose croisée.

Nous venons de passer en revue toutes les observations de sciatique avec scoliose homologue, et de cette étude, nous pouvons conclure que dans tous ces cas il ne s'agit plus de sciatique essentielle, et que l'on se trouve en présence, soit d'une affection névralgique s'étendant à la fois aux plexus lombaire et sacré, soit d'une affection plus complexe dont le siège exact et la nature nous semblent jusqu'ici difficiles à déterminer, l'hypothèse de la participation des méninges rachidiennes au processus causal ne pouvant être solidement établie. Aussi voudrions-nous voir ce terme de sciatique avec scoliose homologue remplacé par la simple dénomination de scoliose névralgique, qui ne préjuge en rien du siège de la névralgie, et réserver le nom de scoliose sciatique ou sciatique scoliotique aux cas de scoliose croisée que nous avons étudiés dans la première catégorie.

c) *Sciatique avec scoliose alternante*. — Ce groupe ne comprend que deux faits, ceux de Remak et d'Higier. Dans le premier, il s'agit d'une homme de 40 ans qui présentait une sciatique gauche, et qui pouvait à volonté incliner le tronc à droite ou à gauche pour atténuer ses douleurs. Remak l'explique par une mobilité particulière du rachis qui permettait au malade de prendre l'attitude qui lui était le plus commode pour moins souffrir.

Quant au fait de scoliose alternante rapporté par Higier, il diffère du précédent en ce que le malade avait une sciatique avec scoliose croisée, et que ce n'est qu'au moment des paroxysmes douloureux que le tronc s'inclinait du côté malade; puis, après l'accès, il reprenait l'attitude de scoliose croisée.

(1) Th. Paris, 1892. Des déviations vertébrales névropathiques.

Ici la volonté du sujet n'intervenait nullement et l'explication de Remak ne saurait être adoptée. C'est ce que fait remarquer Higier qui déclare qu' « il serait plus juste de décrire cette scoliose comme scoliose névralgique ».

Nous avons terminé l'exposé de la pathogénie des déformations du tronc s'accompagnant de sciatique, et il nous reste maintenant à indiquer le diagnostic, le pronostic et le traitement.

Le diagnostic sera facile si, comme nous l'avons proposé, on réserve le terme de sciatique scoliotique aux cas de sciatique avec inclinaison du tronc du côté sain, et les quelques affections douloureuses du membre inférieur qui pourraient prêter à la confusion seront faciles à distinguer.

Dans la coxalgie, la douleur au début a son siège dans le genou, c'est-à-dire dans la partie antérieure de la cuisse ; de plus, l'attitude se distingue facilement par ce fait que si le membre du côté malade présente de la flexion avec abduction et rotation en dehors, il existe toujours de ce même côté un certain degré d'ensellure lombaire que l'examen dans le décubitus dorsal décèle facilement. D'autre part, le bassin est incliné du côté malade, et la marche n'est possible que par la production d'une scoliose lombaire à concavité dirigée du côté malade, et nous avons vu que dans la sciatique scoliotique la direction de la courbure lombaire est tout opposée.

Dans la sacro-coxalgie, on peut observer une attitude vicieuse comme dans la coxalgie, mais l'examen méthodique de l'articulation coxo-fémorale ne donnant aucun résultat, le siège de la douleur au niveau de l'interligne sacro-iliaque servirait à distinguer la sacro-coxalgie de la sciatique avec déformation du tronc.

La coxalgie hystérique peut aussi donner lieu à une erreur de diagnostic. Brodie a en effet décrit cette forme de coxalgie dans laquelle le bassin est élevé, les douleurs sont très vives et la contracture des muscles est si accusée qu'on ne peut imprimer au membre le moindre mouvement. En dehors de la recherche des stigmates de l'hystérie, qui éclairera le diagnostic, on aura recours à l'anesthésie qui lèvera tous les doutes en faisant disparaître les contractures, causes de la déformation.

C'est surtout avec l'arthrite sèche de la hanche que l'on aura à distinguer la sciatique ; mais l'absence des points d'élection de la douleur, l'examen attentif de la jointure qui révélera des craquements et une limitation des mouvements, et enfin l'attitude du malade qui est penché du côté du membre atteint par suite de l'inclinaison du bassin, sont autant de signes qui serviront à ne pas confondre le *morbus coxæ senilis* avec la sciatique.

Enfin, dans certaines formes d'ankylose de la hanche, dans des luxations coxo-fémorales et dans les affections douloureuses du membre inférieur, telles que les arthrites du genou ou du cou-de-pied, les entorses, le pied plat douloureux, qui peuvent s'accompagner de scoliose lombaire à concavité dirigée du côté sain, les commémoratifs et l'absence de douleur nettement limitée au trajet du sciatique permettront d'éviter l'erreur de diagnostic.

Telles sont les principales affections du membre inférieur qui pourraient en imposer pour une sciatique scoliotique ; nous omettons à dessein le diagnostic différentiel avec les autres scolioses d'origine nerveuse énumérées dans la thèse de Hallion (1), car elles sortent du cadre de la maladie que nous étudions, puisqu'il ne s'agit que de la déformation du tronc liée à la sciatique.

Dans cette affection, le pronostic doit être considéré comme bénin, puisque dans la majorité des cas, lorsque les malades ont pu être suivis, on a signalé la guérison. C'est également ce que l'on constate chez les sujets dont nous rapportons l'histoire. Dans les deux premiers cas, la guérison s'est maintenue depuis bientôt trois ans. Pour les autres malades qui ont été observés dans le courant de l'été dernier, la défor-

(1) Hallion : Des déviations vertébrales névropathiques. (Thèse de Paris, 1892.

mation du tronc a disparu en même temps que la douleur, et les photographies annexées aux observations IV, V, VI démontrent mieux que toute description l'heureux résultat du traitement qui a été employé.

Avant de donner quelques détails sur les moyens thérapeutiques que nous avons mis en usage, nous devons rappeler quel a été le traitement employé par les auteurs qui ont apporté des faits de guérison. En général, dans tous ces cas, les diverses frictions médicamenteuses, les révulsifs n'avaient amené aucune amélioration. Le massage et l'électrisation ont au contraire toujours donné d'excellents résultats. Schüdel et Rocher ont pratiqué l'élongation sanglante du nerf, et malgré cette intervention, la guérison n'est survenue qu'au bout d'un temps assez long pendant lequel leurs malades ont été massés et électrisés.

Il semble donc que le massage doit être considéré comme un des facteurs importants dans le traitement de la sciatique avec déformation du tronc. C'est en effet ce moyen qui nous a donné les succès que relatent nos observations, nous l'avons employé, combiné avec les bains de vapeur, locaux ou généraux, les sudations et les douches à une température pouvant varier de 14 à 43° centigrades, et nous devons indiquer ici rapidement comment se pratiquent ces différentes opérations thermales.

On sait que l'établissement d'Aix possède deux sources dites, l'une source de soufre, et l'autre source d'alun, à une température de 44° et 45° centigrades, qui sont surtout remarquables par l'abondance de leur débit quotidien qui s'élève à 4 millions de litres ; une source d'eau froide à 14° centigrades se distribue également dans la plus grande partie de l'établissement et permet de modifier à volonté, suivant les indications, la température des deux sources thermales et de faire de l'hydrothérapie.

La sudation peut être obtenue de deux façons : dans les bouillons et dans les appareils Berthollet. Les bouillons ne sont en somme que des étuves humides dont la température oscille autour de 44° centigrades ; c'est une chambre assez spacieuse dans laquelle coule d'une façon continue l'eau thermale qui tombe sur un cône pour la pulvériser et remplir ainsi la pièce d'une buée humide qui est à la température de 44°.

Les appareils Berthollet sont des bains de vapeur locaux ou généraux ; leur température, comme dans le bouillon, atteint 44° à 45°, et elle est également fournie par l'eau thermale qui vient se briser sur une surface conique où elle est pulvérisée. La buée chaude ainsi obtenue est à ce moment renfermée dans un réservoir assez spacieux et clos de toute part, sauf à la partie supérieure, où elle est amenée, soit dans la caisse Berthollet qui est la boîte ou caisse ordinaire usitée pour les bains de vapeur généraux, soit dans le Berthollet local.

Le Berthollet local est une chambre située au-dessus du réservoir de la buée produite par la pulvérisation de l'eau thermale. Dans cette chambre on voit une sorte de cylindre, fermé à la partie supérieure et communiquant par sa partie inférieure avec le réservoir. A ce cylindre ont été pratiqués plusieurs orifices auxquels on peut adapter différents appareils dont la forme varie suivant le membre ou la partie du corps qui doit être soumis au courant d'air chaud qui y provoquera la sudation. Ainsi, chez nos malades, nous avons prescrit, suivant les cas, des bains de vapeur généraux de 20 minutes de durée, ou des douches de vapeur locales qui étaient appliquées également pendant vingt minutes, soit sur le membre inférieur dans toute son étendue, soit sur la région fessière ou sur un des autres points douloureux dans le trajet du nerf sciatique. Nous avons souvent obtenu de cette façon une sédation notable des douleurs.

Pendant ces bains de vapeurs locaux ou généraux, le malade n'est soumis à aucun massage, mais il ne tarde pas à présenter au bout de quelques minutes une transpiration abondante ; aussi est-il de toute nécessité de l'envelopper, après l'opération thermale, dans une couverture de laine et de le faire rapporter dans son lit où la sudation se continue pendant vingt minutes environ. Au bout de ce temps le malade est soigneusement essuyé et séché ; après quoi il lui est recommandé de garder le repos au lit pendant au moins une heure avant de se lever et de faire une promenade.

Les mêmes précautions sont à observer après les douches chaudes avec massage qui ont été employées chez nos malades. En général, les malades restent pendant cinq à huit minutes dans le bouillon avant le massage et la douche. Ils passaient ensuite directement dans le cabinet de douches attenant au bouillon, et là on leur pratiquait pendant dix minutes environ un massage de tout le corps, en même temps qu'ils étaient pour ainsi dire inondés d'eau thermale.

Voici comment les choses se passent habituellement : le malade est assis sur un tabouret et deux doucheurs lui pratiquent en même temps le pétrissage de tout le corps en dirigeant sur les parties massées le tuyau qui amène en abondance l'eau thermale : l'un, placé au devant du malade, masse successivement les membres inférieurs et les membres supérieurs, pendant que l'autre, debout derrière le malade, s'occupe du dos, des épaules, du thorax et de l'abdomen. Après huit à dix minutes de massage, le malade, qui est allé se placer dans un des angles du cabinet, reçoit une douche plus ou moins chaude suivant les cas ; après quoi, on le rapporte dans son lit ou bien il se rhabille rapidement, et il revient se remettre dans son lit où il doit toujours prendre au moins une heure de repos.

Il s'en faut que la température de la douche soit constamment la même. Nous avons vu que, grâce à la source d'eau froide, on pouvait modifier le degré de la température. Aussi, chez nos malades, voici comment nous avons procédé : dans les premiers jours de la cure, les malades étaient arrosés pendant le massage, avec l'eau à 42° ou 43°, et en terminant on leur donnait une douche à cette même température uniquement sur le membre malade pendant vingt-cinq secondes environ, et le reste du corps était douché avec l'eau à 37° ou 38° environ. Au bout de quelques jours, alors que les douleurs le long du trajet du sciatique commençaient à s'atténuer, le malade ne passait plus dans le bouillon avant la douche, et celle-ci était abaissée à 33° et 34°. Enfin, dans les derniers jours de la cure, après le massage dans l'eau tiède, nous avons plusieurs fois employé la douche écossaise, et dans quelques-uns des cas que nous relatons, nos malades se sont bien trouvés d'aller faire après ces douches tièdes une séance d'une demi-heure de natation ou de mouvements dans la piscine.

Ces modifications dans la température de l'eau thermale employée correspondaient en général à des différences dans la façon dont on faisait le massage ; c'est ainsi que, dans les premières séances, il était recommandé aux masseurs de pratiquer le pétrissage de tout le corps en évitant de toucher à la région douloureuse ; puis au bout de quelques jours, lorsque la douleur se calmait et que l'on commençait à abaisser la température de l'eau, les masseurs devaient faire dans tout le territoire du sciatique douloureux d'abord un léger effleurage pour arriver promptement à faire le pétrissage général de tout le corps.

Tel est le plan général que nous avons suivi dans le traitement thermal de nos malades, et, comme on vient de le voir, on ne saurait indiquer une formule unique, celle ci variant suivant les indications fournies par les sensations accusées par les malades et les symptômes observés ; mais on peut du moins, en l'absence de l'expérimentation qui est presque impossible dans les conditions où nous exerçons, essayer d'expliquer l'heureux résultat que nous avons obtenu.

On peut admettre que, chez tous nos malades, nous avions affaire à des sciatiques de nature rhumatismale ; la plupart d'entre eux présentent dans leur histoire des antécédents manifestes de rhumatisme. On peut donc en inférer que chez tous le nerf sciatique était le siège de phénomènes congestifs, comme cela est la règle dans les affections d'origine rhumatismale, et cette hypérémie, comprimant les tubes nerveux, était la cause principale de la douleur.

Or, comment agit notre traitement ? Les sudations et les

arrosages si abondants pendant le massage, avec l'eau thermale à 42° ou 44°, déterminent une vaso-dilatation très marquée des vaisseaux superficiels, ce qui est en rapport avec la
teinte rouge générale que présentent tous les malades; cette
vaso-dilatation fait affluer le sang vers la périphérie, en déterminant comme un appel de ce liquide des parties profondes. D'autre part, le pétrissage des parties superficielles
(peau, tissu cellulaire, muscles, aponévroses, etc.), en détergeant les espaces lympathiques et les milieux des tissus, des
résidus que le mouvement nutritif a pu y accumuler, facilite
ainsi le cours du sang dans les capillaires et, en accélérant
la circulation, produit un afflux plus abondant du sang vers
la périphérie.

Cette explication est parfaitement justifiée, si l'on se reporte aux expériences qui ont été faites par Zalladonski,
Maggiora, et plus récemment Castex, pour élucider l'action
physiologique du massage ; et notre manière de faire, qui
consiste à éviter de masser la zone douloureuse dans les premières séances, ne rappelle-t-elle pas exactement le traitement de l'entorse par le massage ? On sait, en effet, qu'en
présence d'un cas d'entorse, le chirurgien commence à faire
de l'effleurage et du pétrissage sur la partie du membre voisine de l'articulation siège de l'entorse, espérant ainsi produire le vide dans les vaisseaux capillaires et lympathiques
faisant suite à ceux qui ont été traumatisés ; puis au bout de
quelques minutes, il pratique l'effleurage et des pressions de
plus en plus fortes sur l'entorse elle-même, de façon à faire
cheminer dans les capillaires et les vaisseaux voisins les liquides et les matériaux qui contribuent à former l'épanchement
au niveau du traumatisme.

On peut donc supposer que, chez nos malades, dans les
premières séances, le massage fait sur tout le corps, sauf sur
la zone douloureuse, en accélérant le cours du sang dans les
parties superficielles, avait pour effet de diminuer les phénomènes congestifs existant au niveau du nerf atteint; puis, au
bout de quelques jours, alors que la diminution de la douleur correspondait à un degré moindre d'hypérémie, le mas

sage était pratiqué uniformément sur tout le corps et peu à peu l'équilibre circulatoire se rétablissait dans de nouvelles conditions.

En même temps que se produisait l'atténuation de la douleur, on voyait se dessiner une amélioration dans la déformation du tronc. Chez nos trois premiers malades, douleur et déviation du tronc n'ont disparu que quelques semaines après la cure, tandis que chez les trois derniers, on peut voir, d'après les photographies annexées à leur observation, que c'est au bout d'une vingtaine de jours que la guérison s'est établie définitivement.

Avant de terminer, nous tenons à faire observer que ce traitement, qui nous a bien réussi chez nos six malades, ne saurait être appliqué indifféremment à tout sujet atteint de sciatique scoliotique ; il est évident qu'on doit tenir compte de la nature de la sciatique, et d'autre part, il faut s'attendre à rencontrer, soit du côté du rein, soit du côté du cœur, des contre-indications formelles à l'emploi du massage, des sudations et des douches à une température élevée. Ce sont là des notions qu'on ne doit pas perdre de vue, car dans la médecine thermale, plus que partout ailleurs, il ne faut jamais oublier le vieil adage :

Primo non nocere.

CONCLUSIONS.

1° Dans la sciatique vraie qui s'accompagne de déformation du tronc, la scoliose croisée est la règle.

2° Les faits qui ont été publiés de sciatique avec scoliose homologue doivent être rattachés à une autre affection que la sciatique vraie, et dont la nature est encore indéterminée. Le terme de scoliose névralgique doit être, jusqu'à nouvel ordre, réservé à ces cas.

3° D'après les observations rapportées, les moyens thérapeutiques qui ont donné les meilleurs résultats sont l'électrisation et le massage. A ce titre, par le traitement thermal d'Aix-les-Bains, on a obtenu et on peut souvent obtenir la guérison de la sciatique scoliotique.

(Extrait du *Lyon Médical*, n°ˢ 6, 7, 8, 9 et 10 de 1893.)